AF582275

INSTITUT IMPÉRIAL DE FRANCE.

ACADÉMIE DES SCIENCES.

Extrait des *Comptes rendus des séances de l'Académie des Sciences*, tome LXIII, séance du 23 juillet 1866.

NOUVELLES ÉTUDES

SUR LA

MALADIE DES VERS A SOIE,

Par M. L. PASTEUR.

PARIS,

GAUTHIER-VILLARS, IMPRIMEUR-LIBRAIRE,

DU BUREAU DES LONGITUDES, DE L'ÉCOLE IMPÉRIALE POLYTECHNIQUE,

SUCCESSEUR DE MALLET-BACHELIER,

Quai des Augustins, 55.

1866

INSTITUT IMPÉRIAL DE FRANCE.

ACADÉMIE DES SCIENCES.

Extrait des *Comptes rendus des séances de l'Académie des Sciences,* tome LXIII, séance du 23 juillet 1866.

NOUVELLES ÉTUDES SUR LA MALADIE DES VERS A SOIE,

PAR M. L. PASTEUR.

PREMIÈRE PARTIE.

« 1. Dans une première communication que j'ai eu l'honneur de faire à l'Académie au mois de septembre 1865, j'ai dit comment la bienveillante insistance de M. Dumas m'avait déterminé à accepter de S. Exc. le Ministre de l'Agriculture la mission délicate de recherches nouvelles sur la maladie des vers à soie, maladie qui se prolonge depuis vingt années et qui a déjà compromis de plusieurs milliards la fortune publique en France et à l'étranger. Je prévoyais bien que ces études seraient aussi longues que difficiles. Aussi, après les avoir continuées cette année pendant cinq mois entiers, je sens la nécessité de les poursuivre à nouveau. Toutefois, je crois avoir approché du but, et j'aurais même l'espoir de l'avoir atteint, c'est-à-dire de pouvoir indiquer un moyen pratique de prévenir la maladie, si j'étais assuré que les éducations de l'an prochain confirmeront ma manière de voir.

» Persuadé que dans des recherches de cette nature il ne convient pas de porter son attention à la fois sur plusieurs des nombreuses questions qu'elles soulèvent, je me suis attaché uniquement, cette année comme l'an dernier, à l'étude de ces petits corps, appelés de divers noms, *corpuscules vibrants, corpuscules de Cornalia*... Aperçus autrefois par M. Filippi, les corpuscules des vers à soie ont été examinés avec soin par divers auteurs, MM. Lébert, Vittadini, Ciccone, et plus particulièrement par M. Cornalia, l'un des savants le plus versés dans la connaissance des vers à soie, qui a fondé en outre, avec M. Vittadini, sur la présence ou l'absence des corpuscules, un moyen de reconnaître la qualité d'une graine.

» Les corpuscules que l'on rencontre chez les vers à soie ont donné lieu à tant d'hypothèses et d'assertions contradictoires, qu'il règne encore une grande obscurité sur la signification qu'il faut leur attribuer.

» Je vais présenter à l'Académie le résumé de quelques-unes de mes observations en ce qui les concerne, et exposer sommairement mes vues au sujet de la maladie et des moyens de la prévenir.

» II. Un ver à soie peut être corpusculeux de naissance ou le devenir, soit par accident, soit principalement par influence d'hérédité, dans le cours de l'éducation. Or, voici ce qui arrive dans ces diverses circonstances. Si le ver corpusculeux ne meurt pas dans la coque de l'œuf, ce qui est le cas le plus fréquent, il mourra durant le premier âge ou à la première mue. S'il ne meurt pas à ce moment, ce qui est encore fréquent, il mourra à la deuxième mue. S'il ne meurt pas à la deuxième mue, ce qui se voit aussi rès-souvent, il mourra à la troisième mue. S'il ne meurt pas à la troisième mue, ce dont il y a également de nombreux exemples, il mourra à la quatrième mue. S'il ne meurt pas à la quatrième mue, ce dont on voit également de nombreux exemples, il se traînera en restant *petit* pendant huit, dix, douze jours et davantage, sans pouvoir filer sa soie. S'il fait son cocon, ce dont il y a aussi des exemples, il mourra dans son cocon, étant encore sous la forme de ver. S'il ne meurt pas ver, ce qui peut arriver également quelquefois, il mourra chrysalide. S'il a pu se chrysalider et se transformer en papillon, ce papillon sera généralement de mauvaise apparence, dans tous les cas très-mauvais reproducteur.

» J'appelle toute l'attention de l'Académie sur cette marche de la vie du ver corpusculeux. En outre, de tels vers accomplissent mal leurs diverses mues. Elles sont retardées, les vers mangent moins, restent petits, et il n'est pas rare de voir des vers d'une même levée, provenant même d'une ponte unique, atteindre la quatrième mue, tandis que leurs frères corpusculeux n'auront encore que la grosseur de la deuxième ou de la troisième mue.

» Il n'y a donc pas à conserver le moindre doute sur cette assertion : les vers corpusculeux sont des vers très-malades. En d'autres termes, la présence des corpuscules est un signe de maladie.

» Un ver qui aurait de rares corpuscules à sa naissance peut-il les perdre et se guérir? C'est un point que je réserve. Je n'ai pas d'exemples avérés de ce fait, mais j'ai mille preuves que, quand il y a des corpuscules dans un ver jeune, ils se multiplient à l'infini à mesure que le ver grandit.

» III. Je viens de dire que le ver corpusculeux était toujours malade. Mais la réciproque n'est pas vraie. Un ver malade n'est pas toujours corpusculeux. Une chambrée peut aller très-mal, donner lieu à un très-faible rendement, fournir surtout de très-mauvaise graine, sans que les vers se montrent corpusculeux. Ce que je dis des vers peut s'étendre aux graines et aux chrysalides dans les premiers jours de leur formation. Des graines non corpusculeuses peuvent être malades, des vers non corpusculeux peuvent être malades; enfin, des chrysalides non corpusculeuses peuvent être malades. Bien plus, je dois ajouter que c'est le cas général. En d'autres termes, malgré l'assertion de tout à l'heure, que le corpuscule, quand il est présent, est un signe certain du mal, je prétends que le mal existe le plus souvent en l'absence des corpuscules. Visitons des chambrées que les résultats ultérieurs de l'éducation accuseront avoir été mauvaises, soit par le rendement qui sera faible, soit par la qualité de la graine des papillons, laquelle graine se montrera mauvaise l'année suivante et mauvaise cette fois par le fait du rendement, et étudions les vers de ces chambrées. Il arrivera très-fréquemment qu'ils ne seront pas corpusculeux. La graine dont ils sont issus n'aura pas offert du tout d'œufs corpusculeux, ou en très-petit nombre; enfin, les chrysalides déjà bien formées n'offriront pas davantage de corpuscules.

» S'il en est ainsi, comment reconnaître que la graine d'où ces chambrées proviennent, que les vers qui les composent, que les chrysalides de leurs cocons sont malades, et malades de ce que l'on doit appeler le mal actuel? Ici se présente la confirmation très-étendue de mes premières observations de l'an dernier. Ces chambrées dont je parle, issues de graines sans corpuscules, composées de vers non corpusculeux, dont les cocons nouvellement formés contiennent des chrysalides non corpusculeuses, sont des chambrées malades, parce que, si au lieu de nous borner à observer au microscope les graines, les vers, les chrysalides jeunes, nous observons les chrysalides âgées et les papillons, tous sans exception offriront des corpuscules en plus ou moins d'abondance. Or j'ai prouvé tout à l'heure que la présence des corpuscules était le signe certain d'un mal profond chez le ver. Il n'est pas possible que leur présence ne soit pas également un signe de maladie chez les papillons. Il serait illogique de ne pas l'admettre.

» Résumons ce qui précède : le corpuscule est-il présent dans la graine ou dans le ver, le mal existe; le corpuscule est-il absent dans la graine, dans le ver, dans la chrysalide jeune, il y a alors santé ou maladie.

Pour décider cette alternative, nous attendrons que la chrysalide soit sur le point de se transformer en papillon; mieux encore, nous attendrons que le papillon soit sorti de son cocon, afin de l'étudier au microscope. S'il est corpusculeux, nous dirons que la graine d'où il est issu, que le ver d'où il provient, que la chrysalide qui lui a donné naissance étaient malades, du moins très-prédisposés à le devenir, ou que la maladie est survenue dans la chambrée pendant le cours de l'éducation.

» IV. L'Académie doit voir clairement où est le point vif de mon raisonnement et de mes observations. Elle doit pressentir la conséquence à laquelle je veux arriver. C'est que le papillon sain est le papillon non corpusculeux; par suite, que la graine vraiment saine est celle qui provient de papillons non corpusculeux, et que l'on peut trouver dans la connaissance de ce simple fait le salut de la sériciculture.

» Il faut donc que toutes les observations concourent à établir que le papillon qui a des corpuscules est malade et que celui qui n'en a pas est relativement très-sain.

» Voici quelques autres preuves de cette double assertion.

» Considérons les chambrées les plus malades, celles où il y a des *petits*, des vers accomplissant mal leur mue, des vers rouillés au sortir de la quatrième mue, mangeant peu, ne grossissant pas, faisant peu de cocons, et étudions leurs chrysalides et leurs papillons. Dans tous les papillons il y aura à profusion des corpuscules, et dans la chrysalide ils se montreront souvent dès les premiers jours de sa formation. Les vers eux-mêmes pourront être en majorité corpusculeux. Quant aux papillons, ils seront généralement de très-mauvaise apparence et leur génération sera destinée à périr. Beaucoup de leurs œufs se montreront déjà corpusculeux.

» Considérons au contraire de belles chambrées de graines japonaises d'importation directe, ou telles chambrées indigènes plus ou moins irréprochables. Il arrivera assez souvent, principalement avec les vers japonais, et de préférence avec les japonais de race polyvoltine, que la majorité, quelquefois tous les papillons, seront sans corpuscules.

» Enfin, étudions des papillons de chenilles sauvages où l'on retrouve les mêmes tissus que dans les papillons de vers à soie, et nous ne rencontrerons pas davantage des corpuscules.

» Ce sont là de nouvelles preuves, quoique indirectes, de l'état plus ou moins maladif des papillons lorsqu'ils sont corpusculeux, et par suite de la mauvaise composition de la graine qu'ils peuvent fournir, car il n'est pas possible d'admettre que des parents malades au moment de la fonction de reproduction fourniront de la graine aussi saine que des parents bien portants. Et déjà, ce qui est bien sûr, c'est que les parents chargés de corpuscules donnent quelquefois des graines tellement mauvaises, que toutes sont corpusculeuses. Or c'est un des cas où l'on voit les vers périr en masse sans donner de cocons, ou quelques cocons seulement.

» V. Mais il importe de connaître et de ne point perdre de vue les résultats suivants :

» Ce serait une erreur de croire que les papillons corpusculeux donnent toujours une graine mauvaise, industriellement parlant. Si l'on se place au point de vue commercial, l'expression de *mauvaise graine* doit s'appliquer seulement à toute graine qui ne donne pas un rendement suffisant et rémunérateur. Dès lors, peut-on appeler mauvaise graine toute graine issue de parents corpusculeux? En aucune façon. Des papillons corpusculeux peuvent donner une graine à rendement industriel. Et même, pour le dire en passant, telle était peut-être la situation de la sériciculture avant l'époque de la maladie actuelle. Je crois que les papillons étaient fréquemment corpusculeux, pas assez cependant pour altérer la graine au point de faire échouer les chambrées. Telle est encore présentement la situation au Japon.

» Les Japonais ont beaucoup de papillons corpusculeux (1), et la preuve en est que dans les graines japonaises de cette année, dans nombre de cartons du cadeau fait à l'Empereur, par exemple, j'ai trouvé des graines corpusculeuses. Or, il est très-certain que des graines ne sont corpusculeuses qu'autant qu'elles sont issues de parents qui étaient à profusion remplis de corpuscules. Je reviendrai tout à l'heure sur cette opinion que la maladie dite actuelle est pour ainsi dire inhérente aux éducations domestiques, et que nous ne faisons qu'assister depuis vingt ans à l'exagération d'un état de choses qui a toujours existé dans de moindres proportions.

» Je reprends les choses au point où je les ai laissées tout à l'heure, à savoir qu'il résulte de mes observations que la graine issue de parents

(1) J'ai eu l'honneur de remettre cet hiver à S. Exc. le Ministre de l'Agriculture une demande à l'effet d'obtenir de notre consul au Japon des papillons de diverses races, conservés dans l'alcool. Il sera facile à leur arrivée de constater le fait que j'avance, car les corpuscules ne sont nullement détruits, même par un long séjour dans l'alcool. J'ai trouvé ces petits corps en grande abondance dans des papillons qui m'ont été remis par mon savant confrère, M. Peligot, et qu'il avait conservés dans l'alcool depuis l'année 1852.

corpusculeux peut donner des vers propres à filer leur soie et à fournir un rendement rémunérateur. Non-seulement j'ai observé ce fait, mais j'ai reconnu en outre que de la graine issue de parents très-corpusculeux, assez même pour que beaucoup des œufs et des vers à leur éclosion aient été corpusculeux, et, par conséquent, arrivés dès leur naissance au degré le plus avancé du mal, j'ai reconnu, dis-je, que cette graine pouvait produire des papillons absolument dépourvus de corpuscules. Ce fait est digne de remarque, parce qu'il établit la possibilité de faire dériver des reproducteurs sains d'une graine malade au plus haut degré. Cela tient-il à ce que, parmi les œufs d'une ponte appartenant à un mâle et à une femelle très-malades, il peut y avoir quelques œufs sains, ou bien quelques œufs moins malades donnent-ils des vers qui reviennent à la santé pendant l'éducation? J'ignore laquelle de ces deux interprétations est la meilleure, et toutes les deux peut-être ont leur raison d'être. Mais au point de vue de la pratique, il importe assez peu de le savoir.

» Le fait dont je parle mérite d'autant plus qu'on s'y arrête qu'il est très-rare de rencontrer dans une chambrée industrielle qui a mal marché des papillons privés de corpuscules, ce qui tend à établir l'infection dans les chambrées.

» A quelles circonstances faut-il donc attribuer l'existence de ces papillons non corpusculeux, c'est-à-dire très-sains, dans ces éducations dont je parle, faites avec des graines que je savais très-mauvaises et issues de papillons chargés de corpuscules? Je l'attribuerais volontiers, non pas au fait seul de la petite éducation, mais à la précaution que je prenais d'éloigner jour par jour tous les vers morts sur la litière ou suspects d'une mort prochaine, dans une magnanerie propre, où l'on évitait le plus possible les poussières des litières, du plancher et des tables. On verra mieux peut-être tout à l'heure l'utilité de ces précautions bien simples et qui se confondent dans ce que l'on appelle des soins de propreté, faciles à prendre dans toutes les petites éducations.

» VI. Telles sont quelques-unes des observations qui me conduisent à proposer cette année le mode de grainage que j'avais déjà indiqué un peu timidement l'an dernier.

» Pour faire à coup sûr de la bonne graine, adressons-nous d'abord aux papillons non corpusculeux. Nous verrons plus tard à rechercher la limite de tolérance à accorder aux papillons corpusculeux pour en tirer de la graine bonne industriellement. Voici l'un des modes très-pratiques que l'on pourrait adopter.

» Une chambrée est à son terme; les cocons se font sur la bruyère. Il s'agit de savoir si l'on doit faire grainer, c'est-à-dire si les papillons que fourniront les cocons seront de bons reproducteurs, et si, en toute sécurité, on pourra compter sur leur graine. Telle est bien la question délicate prise du point de vue de sa plus grande utilité pratique. Recueillons dans la chambrée, un peu partout, sans choix, quelques bouquets de bruyère, offrant ensemble deux à trois cents cocons, et plaçons-les dans une pièce de quelques degrés en moyenne plus chaude que la chambrée où se trouvent les cocons. On sait que ces cocons donneront leurs papillons plusieurs jours avant ceux qui seront restés dans la chambrée à une plus basse température.

» Étudions ces papillons au microscope. S'ils sont en majorité privés de corpuscules, nous conclurons que la graine sera bonne et qu'on peut faire grainer toute la chambrée si on le désire. Dans le cas contraire, on saura qu'il faut porter les cocons à la filature pour les étouffer.

» Bien entendu, cette manière de faire n'est pas exclusive des indications ordinaires que l'on peut déduire de la marche générale de l'éducation, non plus que du caractère des taches; car, en général, les vers malades sont plus tachés que les vers sains.

» On pourrait s'effrayer, et c'était l'an dernier mon sentiment, lorsque je disais de ce procédé qu'il était plus scientifique qu'industriel, on pourrait, dis-je, s'effrayer de la nécessité de l'observation microscopique sur laquelle il repose. Mais j'ai pu me convaincre, cette année, que ce petit travail est aussi facile que rapide, et que des femmes et des enfants même pourraient s'en charger. On prend les papillons, on coupe leurs ailes que l'on rejette, et l'on broie tout le corps dans un mortier avec deux ou trois gouttes d'eau, puis on examine au microscope une goutte de la bouillie. Il suffit que l'on ait une fois appris à connaître les corpuscules pour que l'on sache si ce liquide en renferme plus ou moins.

» Si des études ultérieures sanctionnaient l'efficacité de ce moyen, on pourrait peut-être placer des microscopes, un ou deux, dans les mairies ou dans les comices, à l'époque des grainages, sous la direction d'une personne qui se serait rendu familier l'emploi de cet instrument pour la reconnaissance du caractère dont nous parlons. On viendrait là étudier les papillons destinés au grainage.

» En jetant les papillons dans l'esprit-de-vin, au moment du grainage, on pourrait retarder à volonté l'époque de l'examen de ces papillons et le faire faire où l'on voudrait dans le courant de l'année.

» Veut-on préparer de bonne graine tout à fait pure en petite quantité, on procédera par grainage cellulaire. Les mâles et les femelles des divers couples, qui auront été numérotés, seront étudiés après la ponte, et l'on mettra à part la graine des couples sains.

» Veut-on même arriver à de la graine saine en partant de cocons quelconques très-malades, on élèvera une petite quantité de la mauvaise graine produite par les papillons de ces cocons, en prenant ces petits soins de propreté dont je parlais tout à l'heure et qui paraissent éloigner l'infection, et l'on procédera également par grainage cellulaire avec les papillons issus de cette petite éducation. On trouvera généralement quelques rares couples sains qui serviront de bons reproducteurs pour l'année ou pour les années suivantes.

» Ces procédés permettraient la régénération graduelle de toutes les races.

» VII. Une objection se présentera peut-être.

» J'ai dit qu'une graine issue de papillons corpusculeux peut donner une chambrée à rendement industriel satisfaisant. Dès lors, en ne réservant pour graines que des chambrées dont la majorité des papillons sera sans corpuscules ou qui en renfermeront très-peu, on se privera de chambrées dont quelques-unes auraient pu faire de bonnes graines. C'est vrai ; mais l'inconvénient est assez faible, puisque, après tout, on n'aura éloigné ces chambrées à bonne graine industrielle que pour en conserver qui leur seront supérieures.

» Enfin il ne faut pas s'y tromper : j'indique une voie qui me paraît devoir conduire sûrement à faire disparaître le fléau, mais bien des progrès sont possibles dans cette même direction. Voici un perfectionnement probable de la méthode de grainage que je propose. J'ai dit, en parlant des très-mauvaises chambrées, que les corpuscules apparaissent déjà dans les chrysalides jeunes, tandis que dans les chambrées qui ont bien marché et dont les papillons sont néanmoins corpusculeux, c'est en général tout au dernier âge de la chrysalide qu'apparaissent les corpuscules. Or il m'est avis que le papillon corpusculeux qui provient d'une chrysalide corpusculeuse dès son jeune âge doit être beaucoup plus malade et plus mauvais reproducteur, toutes choses égales, que le papillon également corpusculeux, mais provenant d'une chrysalide chez laquelle les corpuscules n'ont apparu que dans les derniers jours de son état de chrysalide. C'est donc peut-être par l'observation de l'époque à laquelle la chrysalide devient corpusculeuse que l'on pourrait espérer déterminer cette tolérance dont je parlais et qui autoriserait à faire grainer même les papillons corpusculeux. Je me propose de suivre ultérieurement la valeur de ce point de vue.

DEUXIÈME PARTIE.

» VIII. J'ai déjà fait observer que plus j'accumulerais de preuves que la présence des corpuscules est un signe du mal chez les papillons et la source de l'infection des graines et des chambrées qui en sortent, plus on devrait avoir confiance dans le procédé que j'indique pour vaincre le mal. Or voici des faits dont la signification n'échappera à personne.

» Lorsque je suis arrivé à Alais, dans les premiers jours de février, toutes les chambrées étaient encore dans l'état où elles avaient été laissées, l'an dernier, à la fin des éducations. On ne procède guère à leur nettoyage que quelques semaines avant la reprise des éducations de l'année courante.

» J'ai examiné au microscope les poussières de ces chambrées. A cet effet, je recueillais les litières sèches restées sur les tables ou déposées dans quelque coin de la magnanerie, les poussières qui recouvraient le sol, les murs, les *canisses*. Après un premier tamisage dans un tamis à larges mailles, je me servais de tamis de plus en plus fins, en dernier lieu d'un tamis de soie. C'est alors que la poussière était examinée au microscope. Le résultat constant a été celui-ci : en général, les corpuscules abondent dans ces poussières. Ils y sont souvent en si grand nombre, que, dans une seule magnanerie où l'on avait élevé quelques onces de graine blanche japonaise, en 1865, j'ai recueilli 2 litres d'une poussière tellement chargée de corpuscules, que la plus petite parcelle délayée dans une goutte d'eau en montre par milliers dans le champ du microscope.

» On serait bien tenté de croire, quand on songe surtout que les corpuscules ressemblent beaucoup à des spores de mucédinées, qu'un parasite analogue à la muscardine a envahi les chambrées, et que telle est la source du mal. Ce serait une erreur. Cette poussière était chargée de corpuscules parce qu'il y avait eu dans l'éducation beaucoup de vers corpusculeux morts dans les litières, pourris, desséchés, et que les corpuscules de leurs cadavres et de leurs déjections s'étaient disséminés partout.

» Je dépose sur le bureau de l'Académie un peu de la poussière de la magnanerie dont je parle. En l'examinant au microscope, l'Académie pourra se convaincre de l'effrayante multiplication de ces petits corps que je regarde toujours comme une production qui n'est ni végétale ni animale, incapable de reproduction, et qu'il faudrait ranger dans la catégorie de ces corps réguliers de forme que la physiologie distingue depuis quelques années par le nom d'*organites*, tels que les globules du sang, les globules du pus, etc.

» Quoi qu'il en soit, nous allons reconnaître que cette poussière des magnaneries, que l'on éloigne des éducations à leur début en presque totalité par le nettoyage préalable, mais qui renaît en quelque sorte pendant les nouvelles éducations, renferme des éléments toxiques à un haut degré, alors même qu'on en éprouve les effets une année après sa production et sa dessiccation au contact de l'air.

» En saupoudrant la feuille de mûrier que l'on donne à manger aux vers avec cette poussière, on provoque une grande mortalité, et, dans l'intervalle de peu de jours, on donne lieu à l'un des symptômes habituels de la maladie, la présence des *petits*. Un seul repas par jour de feuilles salies par ces poussières, alternant avec deux ou trois repas de feuilles ordinaires, amène en quelques jours une mortalité qui s'élève à 20, 50 et 80 pour 100 du nombre total des vers. Développe-t-on ainsi la maladie avec présence des corpuscules? Non, car les vers morts dans ces conditions n'en ont pas présenté. Mais nous savons que l'absence des corpuscules ne prouve pas l'absence de la maladie. Dans tous les cas, il est sensible que les matières qui composent la poussière des magnaneries sont toxiques pour les vers à soie lorsque cette poussière est très-corpusculeuse. En outre, j'ai cru remarquer que l'effet était plus accusé sur les vers déjà malades ou prédisposés à la maladie que sur les vers sains.

» L'expérience est plus concluante lorsque l'on recouvre les feuilles de gouttelettes d'eau ordinaire rendue trouble par les liquides et les solides du corps d'une chrysalide ou d'un papillon très-corpusculeux. Tous les vers soumis à l'expérience ont péri dans l'intervalle de quelques jours. Les mêmes essais répétés, soit avec des poussières minérales, soit avec de l'eau rendue trouble par les substances qui composent le corps d'un papillon sain, n'ont donné lieu à aucune mortalité qui mérite d'être signalée (1).

---

(1) J'aurais désiré placer sous les yeux de l'Académie les résultats de cette expérience. M. Peligot voulut bien me remettre un certain nombre de vers ayant accompli leur quatrième mue depuis quelques jours. Après les avoir partagés en plusieurs lots, j'ai donné à l'un d'eux de la feuille humectée avec une eau rendue trouble par les matières du corps de papillons corpusculeux; mais aujourd'hui ils vivent encore et se préparent à faire leurs cocons (*).

Les expériences de ce genre que j'ai faites à Alais ont porté sur des vers plus petits et avant la quatrième mue. Est-ce là la cause de la différence de l'essai de Paris et des essais d'Alais? Je ne sais. Tout ceci sera l'objet d'études approfondies l'an prochain.

(*) Le résultat définitif de cette expérience est fort instructif. Je le communiquerai prochainement à l'Académie des Sciences. (*Note ajoutée à la rédaction.*)

» Lorsque l'on se représente les éducations industrielles telles qu'elles sont conduites, il est difficile de ne pas admettre, d'après les faits qui précèdent, que, dans les chambrées dérivant de mauvaises graines, beaucoup de vers se perdent par le mode d'infection dont je viens de parler. La feuille ne serait pas malade, l'air que les vers respirent ne serait pas chargé de miasmes délétères; il n'y aurait pas un choléra des vers à soie, ni d'épidémie mystérieuse dans ses causes. Un mal pouvant naître dans une éducation quelconque par des circonstances propres aux éducations (1), mal héréditaire par infection congéniale; les crottins des mauvais vers, surtout lorsque ces crottins sont humides; les débris des cadavres de ceux qui périssent, toutes circonstances qui accumulent des poussières dangereuses pour la santé des vers, voilà peut-être toute la maladie.

» IX. Je suis très-porté à croire qu'il n'existe pas de maladie actuelle particulière des vers à soie. Le mal dont on se plaint me paraît avoir existé toujours, mais à un moindre degré. J'ai déjà dit qu'il existait sûrement au Japon, bien que ce pays nous envoie des graines relativement saines. En outre, M. le préfet du Gard ayant bien voulu faire la demande, un peu partout dans son département, d'anciens cocons étouffés, et M. le général Morin, de son côté, ayant mis obligeamment à ma disposition des cocons conservés par M. Alcan au Conservatoire des Arts et Métiers, j'ai pu m'assurer que quelques chrysalides de l'année 1838, époque à laquelle on était encore loin de se plaindre de la maladie actuelle, offraient en abondance des corpuscules. Aussi ai-je l'espoir que, si le mal est combattu et écarté avec intelligence, on arrivera à une situation bien meilleure que celle qui a précédé l'époque antérieure à la maladie.

» X. En outre, j'ai des motifs sérieux de croire que la plupart des maladies du ver à soie connues depuis longtemps sont liées à celle qui nous occupe, la muscardine et, peut-être, la grasserie exceptées. Il ne faut pas oublier que si les éducations d'autrefois étaient à l'ordinaire faciles, régulières et rémunératrices, elles ont toujours donné lieu à une grande mortalité, ne s'élevant pas à moins de 40 à 50 pour 100 environ, ai-je ouï dire, du nombre total des œufs et des vers à la naissance. Il m'est avis que

(1) J'ai fait des éducations dans des boîtes de carton munies de leurs couvercles. Tous les papillons ont été corpusculeux. J'ai tout lieu de croire que les mêmes graines élevées à la manière ordinaire avec renouvellement de l'air auraient fourni beaucoup de papillons privés complétement de corpuscules.

cette mortalité était pour une grande part sous l'influence de la maladie dite *actuelle* (1).

» Le développement des corpuscules altère, selon moi, à des degrés très-divers les humeurs et les liquides du corps des papillons. Sans doute ils peuvent assez peu se multiplier, ou se multiplier dans des organes qui intéressent à un assez faible degré la fonction de reproduction pour que la graine des parents corpusculeux ne soit pas malade sensiblement. Il est vraisemblable, au contraire, qu'il y a tels degrés d'altération des parents qui correspondent à telles ou telles affections ou genres de morts qualifiés anciennement de maladies spécifiques du ver à soie. Voici, par exemple, ce que j'ai observé relativement à la maladie dite des *morts-flats*, qui a toujours fait de grands ravages, et qui a déterminé, conjointement avec la muscardine, au commencement du siècle, les intéressantes études de Nysten. Parmi les échantillons de graines que j'avais préparés l'an dernier, il y en avait un issu de papillons, mâle et femelle, très-corpusculeux, pas de façon, cependant, à rendre la graine corpusculeuse ni les vers. Néanmoins, il est mort de ceux-ci 64 pour 100, entre la quatrième mue et la montée, de cette maladie des morts-flats. J'attribue cette mortalité à ce que la graine née de parents corpusculeux était malade au degré voulu pour provoquer la maladie des morts-flats; car il m'est difficile d'admettre qu'un accident inconnu d'éducation ait donné lieu à cette maladie, d'autres essais de la même graine placés à côté de celui-ci et conduits absolument de la même manière ne m'ayant rien offert de pareil.

» Voici un autre fait non moins significatif. Dans les expériences où j'ai vu périr tous les vers qui avaient pris quelques repas de feuilles humectées par les débris du corps de papillons très-corpusculeux, si j'avais eu à qualifier le genre de mort qui avait atteint ces vers, sans rien connaître de l'expérience par laquelle j'avais provoqué leur mort, j'aurais dit qu'ils avaient péri de la *négrone*, car dès le lendemain de la mort, le corps de ces vers était tout noir.

» XI. Je ne saurais mieux faire comprendre la manière dont je me représente la maladie des vers à soie qu'en la comparant aux effets de la phthisie

(1) J'ai vu échouer plusieurs éducations sous l'influence de causes mal déterminées. On aurait attribué volontiers ces échecs à la maladie régnante. Pourtant il n'en était rien. Je suis porté à croire qu'il y a assez souvent des insuccès provoqués par quelque circonstance défectueuse pendant la conservation de la graine, ou à l'époque de l'incubation. Il arrive fréquemment que l'on met sur le compte de la maladie régnante des échecs qui ont de tout autres causes.

pulmonaire. Il s'agit ici, bien entendu, d'effets généraux et de ressemblances dans les résultats. Je ne prétends pas le moins du monde assimiler ces maladies dans leurs natures propres, qui probablement diffèrent beaucoup. La phthisie pulmonaire est une maladie héréditaire, mais elle est aussi une maladie que mille accidents peuvent déterminer. Elle est donc, pour ainsi dire, inhérente à l'espèce humaine. En outre, le signe physique des tubercules n'apparaît qu'à un certain âge. Provoquez des mariages entre parents atteints de cette affection, et la maladie fera peu à peu de grands ravages. De même, je pense qu'en pleine prospérité, en partant de la meilleure graine possible, on pourra donner naissance à des vers qui deviendront par accident corpusculeux, sinon les vers eux-mêmes, du moins les papillons. La meilleure de mes graines de l'an dernier, provenant de parents qui n'offraient que de très-rares corpuscules, m'a fourni quatre-vingt-onze papillons sur cent absolument dépourvus de corpuscules (1). Les neuf papillons corpusculeux ne l'étaient pas, je crois, par hérédité, mais par accident d'éducation, peut-être par contagion. J'en serais plus sûr encore si la graine d'où ils étaient issus avait été produite par des papillons absolument sans corpuscules. Mais la graine totale de ces cent papillons, dont neuf sont corpusculeux, pourrait donner une bien plus grande proportion de papillons corpusculeux, surtout si tous les neuf papillons infectés le sont à un degré suffisant pour amener un tel résultat. La troisième génération pourrait être plus infectée encore, et ainsi de suite. Cette circonstance se présenterait d'autant plus sûrement, que dans les grainages successifs on ne prendrait aucun soin pour éloigner les papillons évidemment mauvais à la simple apparence de leurs ailes et de leurs corps. Les grainages industriels qui ont été un des effets de la maladie sont ordinairement entachés de ce vice radical, très-préjudiciable aux chambrées, et bien fait pour propager outre mesure le mal régnant.

» XII. Si l'on se reporte maintenant à ma Note de l'an dernier, on verra que plusieurs des principes qui me servaient de guide et que je n'avais présentés que sous toutes réserves du contrôle de faits nouveaux, plus nombreux et mieux étudiés, ont aujourd'hui l'appui de preuves décisives.

» 1° La présence des corpuscules dans une graine ou dans un ver est l'indice du mal le plus profond et le plus avancé.

» Toutes les contradictions qui ont été adressées sur ce point aux observations de MM. Cornalia, Vittadini, Lébert sont dénuées de fondement.

---

(1) Dans une éducation de la graine d'un couple de race polyvoltine, graine produite en 1866 et dont le mâle et la femelle n'avaient pas du tout de corpuscules, aucun des papillons n'a été corpusculeux.

» 2° L'absence des corpuscules dans un ver ou dans une graine ne prouve pas que ce ver, que cette graine ne sont pas malades.

» S'il faut condamner une graine, une graine indigène principalement, dont beaucoup d'œufs sont corpusculeux, il est indispensable de ne prêter qu'une confiance réservée à une graine qui ne contient pas de tels œufs. L'étude de la graine, bonne en soi, n'éclaire donc pas suffisamment l'éducateur.

» Une chambrée dans laquelle on ne trouve pas de vers corpusculeux, ou qui n'en offre qu'exceptionnellement, peut échouer comme rendement, et elle se montre très-souvent défectueuse lorsqu'on la prend comme source de graine pour l'année suivante.

» 3° C'est que la maladie, avec présence du caractère des corpuscules, ne s'accuse en général que dans les chrysalides âgées et dans les papillons.

» Le ver non corpusculeux porte donc très-souvent en lui-même la prédisposition qui le rendra très-corpusculeux dans la dernière de ses métamorphoses, celle-là même qui intéresse le plus directement sa fonction de reproduction.

» 4° Dans aucun cas, les papillons non corpusculeux ne fournissent au nombre de leurs œufs un seul œuf corpusculeux, c'est-à-dire un œuf dont on puisse dire, dès son éclosion, que le ver qui en sort est destiné à périr dans le cours de l'éducation avec tels ou tels des symptômes caractéristiques de la maladie régnante.

» Tous les œufs corpusculeux proviennent donc de papillons très-chargés de corpuscules.

» 5° La réciproque n'est pas exacte, c'est-à-dire que des papillons chargés de corpuscules peuvent donner et donnent très-fréquemment une graine dont les divers œufs ne sont pas du tout corpusculeux.

» 6° Non-seulement des papillons plus ou moins chargés de corpuscules peuvent fournir des graines qui n'en contiennent pas, mais en outre ces mêmes graines, élevées avec des soins de propreté ordinaires, particulièrement en petites éducations, conduisent à des papillons parmi lesquels un plus ou moins grand nombre ne sont pas du tout corpusculeux (1).

---

(1) J'entends par petites éducations des éducations qui peuvent être quelconques, à la seule condition qu'elles soient dirigées avec ces soins de propreté auxquels je fais allusion, tels que délitages à temps utile, éloignement des poussières, suppression fréquente des vers morts ou mourants, aération convenable. Il faut y joindre une bonne conservation de la graine qui ne doit point *travailler*, puis s'arrêter, puis reprendre son travail intérieur. Il

» XIII. En cherchant à déduire des principes qui précèdent, par le raisonnement seul, un moyen pratique de produire de la bonne graine, on arrive, en quelque sorte forcément, au procédé de grainage que j'ai indiqué, car ces principes permettent d'affirmer que le papillon vraiment sain, bon reproducteur par conséquent, est dépourvu de corpuscules. Je parle bien entendu de la maladie régnante; un papillon non corpusculeux qui serait issu d'un ver prédisposé à la *grasserie*, par exemple, pourrait être mauvais reproducteur et fournir une graine dont les vers périraient de la grasserie. J'ai eu une preuve de ce fait cette année.

» Que manque-t-il donc au procédé auquel je fais allusion pour que je puisse, dès à présent, le proposer en toute sécurité? Il lui manque le contrôle des éducations des nombreuses graines que j'ai préparées, en les qualifiant à l'avance par l'examen du corps des papillons d'où ces graines sont issues. J'ai fait déjà quelques éducations de telles graines, obtenues en 1865, dont le résultat a répondu à mon attente. Mais par les raisons que j'ai fait connaître dans ma Note de l'an dernier, j'avais trop peu de ces graines à ma disposition, et je dois attendre les données des éducations futures avant de me prononcer définitivement.

» XIV. Les principes que j'ai posés tout à l'heure me paraissent rigoureusement démontrés par l'ensemble des observations que j'ai recueillies cette année. Il résulte en outre de ces observations des conséquences qui, pour être présentement moins bien étayées par l'expérience, méritent cependant l'attention sérieuse des savants et des éducateurs. Voici les principales :

» 1° Les papillons corpusculeux sont d'autant plus malades et mauvais reproducteurs que leurs chrysalides ont été plus tôt le siége de la formation des corpuscules.

» 2° La maladie actuelle a toujours existé. Il n'y a qu'exagération d'un état de choses en quelque sorte inhérent aux éducations industrielles.

» Des causes mal connues l'ont développée outre mesure. Cependant il serait facile, par des grainages pratiqués sans autre intérêt que celui de produire des œufs en abondance, et aussi par des éducations dans un air humide, non renouvelé, de faire naître la situation actuelle, même en pleine

m'est avis que la graine doit être conservée au froid (cellier au nord dans les hivers ordinaires, cellier plus froid, cave, dans les hivers doux jusqu'au dernier moment, et sa température graduellement élevée à l'incubation. Il faut y joindre également beaucoup de science pratique dans l'art de conduire les repas au moment des diverses mues. Tout cela avec beaucoup d'air, c'est-à-dire un air renouvelé, un air non stagnant, comme en procurent de bonnes dispositions de magnaneries pour la ventilation.

prospérité. Il est donc bien probable qu'il n'y a rien de mystérieux ni dans la maladie ni dans ses causes.

» 3° La maladie existe au Japon, souvent très-développée dans telles ou telles chambrées individuelles. Mais tandis qu'il est rare aujourd'hui de trouver en France une chambrée dont tous les papillons ne soient pas corpusculeux, il en existe beaucoup de telles au Japon, surtout parmi les chambrées polyvoltines, et dans les autres le nombre des papillons corpusculeux est relativement faible en général.

» 4° La mortalité des chambrées avant l'époque de la maladie était déjà en partie sous l'influence du mal actuel. On a donné des noms spécifiques à des maladies qui ne sont que des formes et des effets de la maladie régnante.

» 5° La mortalité des chambrées à mauvaise graine provient non-seulement d'une infection de la graine par hérédité congéniale, mais en outre de l'introduction directe dans le corps des vers de feuilles salies par des poussières, des déjections, ou des débris de vers morts très-corpusculeux.

» XV. Un mot encore en terminant sur les corpuscules considérés dans leur mode de formation. Si j'avais eu à ma disposition les ressources d'un laboratoire, je crois qu'il m'eût été facile de faire une analyse élémentaire de ces petits organites, dont on pourrait préparer vraisemblablement de grandes quantités en opérant à peu près comme on le fait pour isoler la fécule des cellules de la pomme de terre.

» Mes observations de cette année m'ont fortifié dans l'opinion que ces organites ne sont ni des animalcules ni des végétaux cryptogamiques.

» Il m'a paru que c'est principalement le tissu cellulaire de tous les organes qui se transforme en corpuscules ou qui les produit. Entre les muscles et le tissu cellulaire qui les entoure et les pénètre, on voit quelquefois les corpuscules faire hernie, tant leur abondance est grande. L'enveloppe des poches plus ou moins volumineuses dans lesquelles, ainsi que je le disais l'an dernier, sont renfermés les corpuscules, est peut-être le plus souvent constituée par le tissu cellulaire propre à tel ou tel organe.

» Les études auxquelles je me suis livré cette année ont exigé un travail considérable qu'il m'eût été impossible d'accomplir seul. Un jeune physicien déjà connu par d'importantes recherches, M. Gernez, n'a cessé de me prêter son concours le plus empressé et le plus intelligent. M. Duclaux, jeune chimiste fort exercé, a bien voulu, également, passer quelque temps auprès de moi et m'a rendu d'importants services. C'est à eux que revient une bonne part des observations sur lesquelles s'appuient les données qui précèdent. Toutefois leurs fonctions universitaires les obligeant ailleurs, je ne dois pas oublier le bienveillant empressement de S. Exc. le Ministre de l'Instruction publique à accorder toutes les facilités nécessaires pour leur collaboration. Je suis heureux d'en témoigner ici ma vive reconnaissance. Enfin je ne saurais trop louer M. de Lachadenède, président, et M. Despeyrous, secrétaire du Comice agricole d'Alais, de leur dévouement sans bornes aux intérêts qui leur sont confiés.

» Je déposerai ultérieurement sur le bureau de l'Académie des tableaux nombreux, faisant connaître tout le détail de mes observations. J'espère que l'on sera conduit à leur donner les mêmes interprétations que moi-même; aussi, est-ce avec quelque confiance que j'attendrai les résultats des éducations de tous les échantillons de graines que j'ai préparés cette année. S'ils confirment les idées que je me suis faites au sujet de la nature et de la propagation du mal, j'ai la confiance que toutes les plaintes des sériciculteurs disparaîtront bientôt. »

« Après la lecture de M. Pasteur, **M. Combes** demande la permission d'exprimer à son illustre confrère sa reconnaissance pour les beaux travaux qu'il vient d'exposer devant l'Académie. M. Combes est sûr d'être le fidèle interprète des populations séricicoles du midi de la France, qui souffrent depuis si longtemps du fléau dont M. Pasteur étudie les causes, pour en découvrir le remède. S'il atteint, comme il y a lieu de l'espérer, le but qu'il poursuit avec la sagacité et la persévérance que nous lui connaissons, il ramènera la prospérité dans nos contrées des Cévennes, qui sont aujourd'hui réduites à une misère déplorable. Il sera le bienfaiteur de ce pays et aura acquis la gloire la plus pure et la plus durable à laquelle un savant puisse aspirer. »

M. Dumas, qui a reçu, jour par jour, les témoignages de la reconnaissance respectueuse que le dévouement et la persévérance de M. Pasteur ont inspirée aux habitants d'Alais et des Cévennes, se joint à M. Combes et prie l'Académie de décider qu'un nombre assez considérable d'exemplaires de son Mémoire soient mis à la disposition de l'auteur pour être distribués dans le Midi.

L'Académie adopte la proposition.

GAUTHIER-VILLARS, IMPRIMEUR-LIBRAIRE DES COMPTES RENDUS DES SÉANCES DE L'ACADÉMIE DES SCIENCES.
Paris. — Rue de Seine-Saint-Germain, 10, près l'Institut.

PARIS.—IMPRIMERIE DE GAUTHIER-VILLARS,
Rue de Seine-Saint-Germain, 10, près l'Institut.

www.ingramcontent.com/pod-product-compliance
Lightning Source LLC
LaVergne TN
LVHW050511160826
845677LV00003B/1075

* 9 7 8 2 3 2 9 6 2 6 8 1 9 *